ASSISTANCE

MÉDICALE ET GRATUITE

Loi du 15 juillet 1893.

RÈGLEMENT

du 23 août 1894.

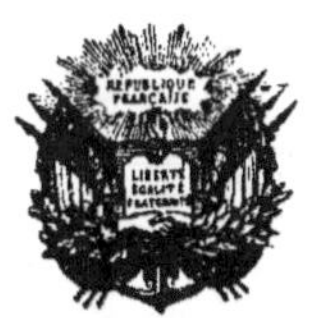

PERPIGNAN

Imprimerie de l'*Indépendant*, 3, rue Lazare-Escarguel.

—

1899

ASSISTANCE
MÉDICALE ET GRATUITE

Loi du 15 juillet 1893.

RÈGLEMENT

du 23 août 1894.

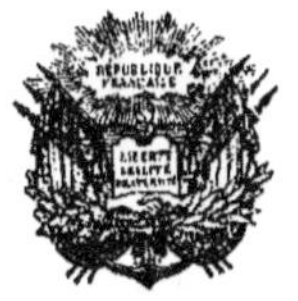

PERPIGNAN

Imprimerie de l'*Indépendant*, 3, rue Lazare-Escarguel.

—

1899

ASSISTANCE MÉDICALE ET GRATUITE

M. E. VILAR, rapporteur.

Votre Commission a l'honneur de vous prier d'accepter les propositions de M. le Préfet relativement à l'organisation du service de l'Assistance gratuite contenues dans le règlement suivant :

RÈGLEMENT

Le Préfet des Pyrénées-Orientales, chevalier de la Légion d'honneur,

Vu la loi du 15 juillet 1893, ordonnant l'organisation dans chaque département, sous l'autorité du Préfet, et suivant les conditions déterminées par la loi, d'un service d'Assistance médicale gratuite pour les malades *privés de ressources* et conférant au Conseil général de pouvoir délibérer :

1° Sur l'organisation du service de l'Assistance médicale, la détermination et la création des hôpitaux auxquels est rattaché chaque commune ou syndicat de communes ;

2° Sur la part des dépenses incombant aux communes et au département ;

Vu la délibération du Conseil général des Pyrénées-Orientales, prise en vertu des dispositions précitées ;

Vu la loi du 7 août 1851 sur les hospices, celle du 10 août 1871 sur les attributions des Conseils généraux et la loi municipale du 5 avril 1884 ;

Vu les règlements sur la comptabilité publique :

ARRÊTE :

Article premier. — Il est institué dans le département des Pyrénées-Orientales un service général d'assistance médicale gratuite pour les malades *privés de ressources*.

Art. 2. — L'Assistance médicale est donnée à *domicile*, ou, s'il y a impossibilité absolue de soigner utilement le malade, dans un établissement hospitalier.

Les femmes en couches sont assimilées à des malades.

Art. 3. — Sauf pour les communes autorisées ou qui seront autorisées à avoir une organisation spéciale, le service est établi par circonscriptions, en ce qui concerne l'hospitalisation.

Toute commune est en outre rattachée pour le traitement des malades à l'hôpital le plus voisin.

Art. 4. — Sur la proposition du bureau d'Assistance, le Préfet désigne les médecins, pharmaciens et sages-femmes auxquels sera confié le service des soins à domicile.

Indigents domiciliés. — Liste d'assistance.

Art. 5. — La Commission administrative du bureau d'Assistance, sur la convocation de son président, dresse avant le 1er janvier de chaque année, la liste des personnes qui, ayant dans la commune leur domicile de secours, seront admises en cas de maladie, à l'Assistance médicale.

Le médecin de l'Assistance ou un délégué des médecins de l'Assistance, le receveur municipal et un des répartiteurs désignés par le Sous-Préfet peuvent assister à la séance avec voix consultative.

Art. 6. — Cette liste qui est révisée un mois avant chacune des sessions du conseil municipal, doit comprendre nominativement tous ceux réunissant les conditions de domicile prévues par l'article 6 de la loi, qui seront admis au traitement gratuit, lors même qu'ils sont membres d'une même famille.

Art. 7. — La liste est arrêtée par le conseil municipal qui délibère en comité secret ; elle est déposée au secrétariat de la mairie.

Le Maire donne avis du dépôt par affiches aux lieux accoutumés.

Une copie de la liste et du procès-verbal constatant l'accomplissement de ces formalités est en même temps transmise au Sous-Préfet de l'arrondissement.

Pendant un délai de 20 jours à compter du dépôt, les réclamations en inscription ou en radiation peuvent être faites par tout habitant ou contribuable.

Art. 8. — Il est statué souverainement sur ces réclamations, le maire entendu ou dûment appelé, ainsi que l'intéressé, par une commission cantonale composée du Sous-Préfet de l'arrondissement, du conseiller général, d'un conseiller d'arrondissement dans l'ordre de nomination et du juge de paix du canton.

Le Sous-Préfet ou, à son défaut, le juge de paix préside la commission.

Art. 9. — Le président de la commission donne, dans les huit jours, avis des décisions rendues au Sous-Préfet et au Maire qui opèrent sur la liste les additions ou les retranchements prononcés.

Art. 10. — En cas d'urgence, dans l'intervalle de deux sessions le bureau d'assistance peut admettre provisoirement dans les conditions de l'article 5 ci-dessus, un malade non inscrit sur la liste.

En cas d'impossibilité de réunir à temps le bureau d'assistance, l'admission peut être prononcée par le Maire qui en rend compte, en comité secret, au conseil municipal dans sa prochaine séance.

Art. 11. — L'inscription sur la liste prévue à l'article 5, continue à valoir pendant un an, au regard des tiers, à partir du jour où la personne inscrite a quitté la commune, sauf la faculté pour la commune de prouver que cette personne n'est plus en situation d'avoir besoin de l'Assistance médicale gratuite.

Des étrangers et individus sans domicile.

Art. 12. — Les étrangers malades, privés de ressources, seront assimilés aux Français toutes les fois que le Gouvernement aura passé un traité d'assistance réciproque avec leur nation d'origine.

Art. 13. — En cas d'accident ou de maladie aiguë, l'Assistance médicale des personnes qui n'ont pas le domicile de secours dans la commune où s'est produit l'accident ou la maladie, incombe à la commune dans les conditions fixées par l'article 21 de la loi, s'il n'existe pas d'hôpital dans la commune.

L'admission de ces malades à l'Assistance médicale est prononcée par M. le Maire, qui avise immédiatement le Préfet et en rend compte, en comité secret, au conseil municipal dans sa plus prochaine séance.

Le Préfet accuse réception de l'avis et prononce dans les dix jours sur l'admission aux secours de l'Assistance.

Exécution du service.

Art. 14. — Aussitôt la clôture de la liste d'Assistance, le Maire devra en faire remettre une copie tant au médecin qu'au pharmacien de la circonscription. Avis leur sera également donné de toute radiation opérée dans le cours de l'année.

Art. 15. — Une carte d'admission au traitement médical gratuit, signée par le Maire et conforme au modèle donné, sera délivrée à chaque chef de famille inscrit sur la liste, cette carte indiquera les noms des membres admis ; elle est valable pour une année, sauf le cas de radiation prévu.

Art. 16. — Les malades en état de se déplacer seront admis à la consultation, au domicile du médecin de la circonscription, sur la présentation de leur carte d'inscription.

Sur la demande du Maire ou à son défaut, d'un membre du bureau d'Assistance, les médecins se transporteront chez les malades inscrits qui ne pourraient sans inconvénients se déplacer.

Dans les cas urgents, le médecin pourra être appelé directement par le malade ou sa famille sans autre formalité que la représentation de la carte.

S'il y a impossibilité de soigner utilement un malade à domicile, le médecin délivre un certificat d'admission à l'hôpital ; ce certificat doit être contresigné par le président des bureaux d'Assistance ou son délégué.

Le maire veille à la commodité et à la sécurité du transport et prescrit, s'il y a lieu, les mesures d'hygiène et de salubrité exigées par la circonstance.

Médicaments. — Aliments.

Art. 17. — Les médicaments seront délivrés gratuitement.

La livraison de ces médicaments aura lieu conformément aux lois et règlements en vigueur, c'est-à-dire qu'elle pourra être faite directement par le médecin là où il n'existera pas d'officine, mais seulement par le pharmacien sur l'ordonnance du médecin, quand l'intéressé habitera une localité où se trouveraient une ou plusieurs officines ou quand le médecin ne voudra pas user du droit de fourniture.

Les ordonnances devront porter le nom du médecin et celui du malade.

Art. 18. — Dans le cas où un malade ne pourrait se procurer soit pendant le cours de sa maladie, soit pendant sa convalescence, les objets alimentaires réclamés par son état, une note indicative de ces objets sera remise par le médecin au maire à l'effet de les obtenir du bureau de bienfaisance ou de la commune.

Secours hospitaliers.

Art. 19. — Lorsqu'un individu privé de ressources et sans domicile tombe malade dans une commune, aucune condition ne peut être exigée pour son admission dans l'hôpital existant dans cette commune. Ces admissions continueront d'avoir lieu conformément aux dispositions de la loi du 7 août 1851.

Art. 20. — Les droits résultant d'actes de fondations, édits d'union ou de conventions particulières, sont et demeurent réservés. Tous les lits dont l'affectation ne résulte pas des deux articles précédents *ou qui ne seront pas reconnus* nécessaires aux services des vieillards ou incurables, des militaires, des enfants assistés et des maternités, seront affectés au service de l'Assistance médicale.

Art. 21. — Sous la réserve des dispositions qui précèdent, les malades nécessiteux des communes dépourvues d'établissement hospitalier et tous ceux dont l'admission à l'Assistance aura été régulièrement prononcée, seront reçus à l'hôpital affecté au service de la circonscription moyennant le prix de la journée fixé à *un franc cinquante centimes par jour*.

Toutefois, continueront d'être admises à la maternité de Perpignan les femmes en couches qui ne pourraient être utilement soignées à domicile ou à l'hospice de leur région.

Les maladies nécessitant des opérations chirurgicales seront traitées, si l'hôpital de la circonscription n'est pas suffisamment outillé, soit à l'hôpital de Perpignan, soit à l'hôpital de Prades.

Personnel médical. — Frais du service. — Indemnités.

Art. 22. — Les fonctions de médecins de l'Assistance donnent droit à une indemnité *annuelle* de 3 francs pour chaque nécessiteux inscrit, soit 2 francs pour soins médicaux et 1 franc pour les fournitures pharmaceutiques.

Le chiffre des indigents constaté lors de la formation des listes annuelles quelles que soient d'ailleurs les modifications que ces listes aient subies pendant le courant de l'année, sert seul à déterminer le montant des indemnités à allouer.

Dans les localités où les médicaments seront délivrés par le médecin, celui-ci touchera la totalité de l'indemnité.

Art. 23. — Tous les médecins qui accepteront les conditions de fonctionnement du service seront désignés comme médecin de l'Assistance. Les communes auront la faculté d'appeler parmi ces médecins celui qu'elles préféreront.

M. l'inspecteur des enfants assistés s'assurera, dans le cours de ses tournées, du bon fonctionnement du service de l'Assistance médicale soit dans les hospices, soit à domicile, et en rendra compte dans son rapport annuel au Conseil général.

Accouchements.

Art. 24. — Il sera alloué aux médecins et sages-femmes appelés à pratiquer des accouchements sur des personnes admises à l'Assistance à domicile une indemnité de 10 francs par opération.

Voies et moyens.

Art. 25. — Les dépenses du service de l'Assistance médicale sont obligatoires.

Les communes, les bureaux de bienfaisance et les établissements hospitaliers possédant en vertu d'actes de fondation, des biens dont le revenu a été affecté par le fondateur à l'Assistance médicale des indigents à domicile, sont tenus de contribuer aux dépenses du service jusqu'à concurrence du dit revenu, sauf ce qui a été dit à l'article 20 du présent réglement.

La Commune, le Département, ou l'État peuvent exercer leur recours, s'il y a lieu, soit l'un contre l'autre, soit contre toutes personnes, sociétés ou corporations tenues à l'Assistance médicale envers l'indigent malade, notamment contre les membres de la famille de l'assisté désignés par les articles 205, 206, 207 et 208 du code civil.

Art. 26. — Les communes pourvoiront chaque année aux dépenses à leur charge à l'aide des ressources spéciales de l'Assistance médicale (dons, legs, souscriptions et fondations) et des ressources ordinaires du budget. En cas d'insuffisance, elles sont autorisées à voter des centimes additionnels aux quatre contributions directes ou des taxes d'octroi.

La part que les communes sont obligées de demander aux centimes additionnels ou aux taxes d'octroi ne pourra être moindre de 20 %, ni supérieure à 90 % de la dépense à couvrir.

Art. 27. — Les communes qui auront été obligées de recourir à une imposition spéciale ou à des taxes d'octroi recevront du département la subvention déterminée au tableau A annexé à la loi du 15 juillet 1893.

Art. 28. — Après la clôture des listes de l'Assistance, il sera dressé par commune, un état des dépenses présumées et des contingents à voter par le conseil municipal ; l'état indiquera le montant des ressources spéciales affectées en première ligne aux dites dépenses (dons, legs, souscriptions, fondations), le surplus sera couvert au moyen d'un prélèvement sur les ressources ordinaires du budget municipal et, en cas d'insuffisance, par voie d'imposition extraordinaire auquel cas sera également évalué le chiffre de la subvention départementale.

Cet état sera soumis au Conseil général.

Art. 29. — Préalablement, les commissions administratives des hospices, des bureaux de bienfaisance et des bureaux d'Assistance médicale délibéreront sur le concours à donner au service.

Leurs délibérations seront transmises en double expédition à la Préfecture.

Dans la session de mai, les conseils municipaux des communes du département seront appelés à voter, dans les conditions ci-dessus rappelées, les contingents provisoires à leur charge. Faute par eux de satisfaire à cette obligation il y sera pourvu d'office conformément à la loi.

Art. 30. — Toutes les ressources destinées au paiement des frais de séjour des malades admis à l'Assistance dans les hôpitaux ainsi que ceux prévus aux articles 22 et 24 du présent règlement pour soins donnés à domicile seront recouvrées par les percepteurs, centralisées à la Trésorerie générale des Pyrénées-Orientales et figureront en recette et en dépense au budget départemental.

Art. 31. — Tous les ans, dans les premiers jours de janvier, chaque bureau d'Assistance devra adresser à la Préfecture un certificat signé de son président constatant que le médecin désigné a accompli son service sans interruption pendant l'année écoulée et indiquant, en outre, le nombre d'indigents inscrits sur la liste officielle. Dans le cas où le médecin aurait déclaré de ne pas prendre à sa charge les médicaments, il en sera fait mention expresse dans le certificat.

Un certificat semblable sera envoyé à la Préfecture par le bureau d'Assistance pour le pharmacien qui, l'année précédente, aura fourni les médicaments par abonnement.

Les états à produire par les médecins et sages-femmes pour les accouchements seront également accompagnés d'un certificat du bureau d'Assistance constatant le service fait.

Sur le vu de ces pièces comptables, les indemnités allouées par le présent règlement seront mandatées directement par le Préfet au profit des ayants-droit.

Art. 32. — Toutes les dépenses concernant les objets alimentaires prévus à l'article 18 seront mandatées directement par le Maire ou l'ordonnateur du bureau de Bienfaisance en faveur des divers fournisseurs ; elles seront justifiées conformément aux règles de la comptabilité communale.

Art. 33. — Chaque année, au premier janvier, l'administration de l'hospice dressera pour chaque commune, l'état nominatif des malades indigents traités dans l'année ; cet état indiquera la date de l'entrée, celle de la sortie de chacun des malades, le nombre de journées de présence, la somme due suivant le tarif adopté ; l'état nominatif sera accompagné d'un état récapitulatif par commune ou décompte contenant tous les renseignements indiqués plus haut : ces documents seront, par les soins de l'administration hospitalière, transmis en double au Préfet du département.

Les malades reçus au compte du département ou de l'État, d'après l'avis donné à l'administration hospitalière, seront portés sur un état distinct dressé suivant la forme ci-dessus indiquée.

A ces états seront annexés les certificats d'admission exigés par l'article 16 du présent règlement.

Art. 34. — La liquidation générale des recettes et des dépenses sera faite à la fin de chaque année et les résultats en seront portés à la connaissance du Conseil général et des communes qui auront à parfaire, s'il y a lieu, sauf recours contre tous débiteurs ou obligés, les contingents provisoires votés au budget de l'exercice écoulé.

Tableau des circonscriptions hospitalières.

HOSPICES	COMMUNES RATTACHÉES A L'HOSPICE LE PLUS VOISIN ET LE MIEUX OUTILLÉ
PERPIGNAN	Toutes les communes des cantons Est et Ouest de Perpignan, Rivesaltes, Latour-de-France, Saint-Paul et Thuir à l'exception des communes de Caramany, Cassagnes, Bélesta, Montner, Elne, Montescot, Latour-bas-Elne, Saint-Cyprien, Théza, Alénya, Corneilla-del-Vercol, Ortaffa et Brouilla.
MILLAS	Toutes les communes du canton de Millas et celle de Montner du canton de Latour.
ELNE	Les communes d'Elne, Montescot, Latour-bas-Elne, Saint-Cyprien, Théza, Alénya, Corneilla-del-Vercol, Ortaffa, Brouilla et toutes les communes du canton d'Argelès-sur-Mer.
CÉRET	Toutes les communes du canton de Céret et celle de l'Albère.
ARLES	Toutes les communes du canton d'Arles-sur-Tech.
SAINT-LAURENT-DE-CERDANS	Les malades de Coustouges et de Saint-Laurent-de-Cerdans.
PRATS-DE-MOLLO	Les communes de Prats-de-Mollo, Lamanère, Serralongue et Le Tech.
PRADES	Toutes les communes des cantons de Prades, Olette, Mont-Louis et Saillagouse.
VINÇA	Arboussols, Vinça, Marquixanes, Baillestavy, Glorianes, Velmanya, Espira-du-Conflent, Finestret, Joch et Rigarda.
ILLE	Sournia, Campoussy, Prats, Rabouillet, Le Vivier, Feilluns, Pézilla, Tarrérach, Trévillach, Trilla, Ille, Boule-d'Amont, Casefabre, Prunet, Rodés, Saint-Michel, Bouleternère, Caramany, Montalba, Cassagnes et Bélesta.

Art. 35. — Les communes qui possèdent des titres de fondation dans certains hôpitaux du département continueront à envoyer leurs malades indigents dans ces établissements et n'auront, par suite, qu'à supporter les frais des soins donnés à domicile.

Ces propositions sont purement provisoires ; elles constituent une tentative d'application des dispositions législatives qu'il appartient aux Conseils généraux d'organiser aux termes de la loi de 1893.

Le Conseil général ne se trouverait pas lié par cette organisation provisoire qu'il modifiera et réformera complètement s'il le veut lorsque l'expérience d'un an lui montrera les dangers et les avantages, les vices et les qualités du projet actuellement présenté et que la commission propose d'adopter.

M. Parès demande quelques explications au sujet du fonctionnement du service et des dépenses obligatoires qui incombent aux communes.

M. le Préfet donne les explications demandées et fait connaître de quelle façon il a établi son budget de dépenses pour assurer ce nouveau service. Il est bien entendu que les modifications nécessaires seront apportées à l'organisation à mesure qu'il se présentera une lacune ou une réforme utile.

M. Parès, au sujet de la maison hospitalière de Rivesaltes fait la proposition suivante :

Le Conseil général, dans l'intérêt du bon fonctionnement de l'assistance médicale gratuite dans le département, émet le vœu que sur les fonds du pari mutuel une subvention soit accordée à la commune de Rivesaltes qui lui permette de transformer sa maison hospitalière en hospice ayant la personnalité civile.

M. Pujade présente quelques observations au sujet des obligations des médecins attachés au service de l'assistance médicale institué par la nouvelle loi.

M. le Préfet donne des explications.

M. Pams dit qu'il existe quelques lacunes dans la répartition des circonscriptions hospitalières ; il cite par exemple l'hôpital d'Elne qui aura à recevoir tous les malades d'une circonscription très étendue.

M. LE PRÉFET explique comment il s'est trouvé obligé de rattacher chaque commune à l'hôpital le plus voisin.

M. PAMS au sujet de l'infirmerie de Collioure propose d'émettre le vœu suivant :

La répartition des circonscriptions hospitalières n'est pas favorable au canton d'Argelès-sur-Mer, dont toutes les communes, sauf Collioure et l'Albère, doivent envoyer leurs malades à Elne.

Le soussigné émet le vœu que l'infirmerie de Collioure soit transformée en hospice, et que M. le Préfet fasse toutes diligences pour obtenir dans ce but une allocation sur les fonds du pari mutuel.

Signé : JULES PAMS.

Après une discussion à laquelle prennent part MM. E. Vilar, Pams, Pujade, Lanquine, Parès et M. le Préfet, les conclusions du rapport et les vœux de MM. Parès et Pams sont adoptés.